DE

L'ISCHÉMIE CÉRÉBRALE

PAR

Lucien BACHELET

DOCTEUR EN MÉDECINE,

EXTERNE DES HÔPITAUX DE PARIS,

MÉDAILLE DE BRONZE DE L'ASSISTANCE PUBLIQUE (1865).

PARIS

IMPRIMERIE DE A. PARENT,

IMPRIMEUR DE LA FACULTÉ DE MÉDECINE,

31, rue Monsieur-le-Prince, 31.

1868

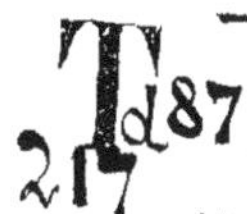

DE

L'ISCHÉMIE CÉRÉBRALE

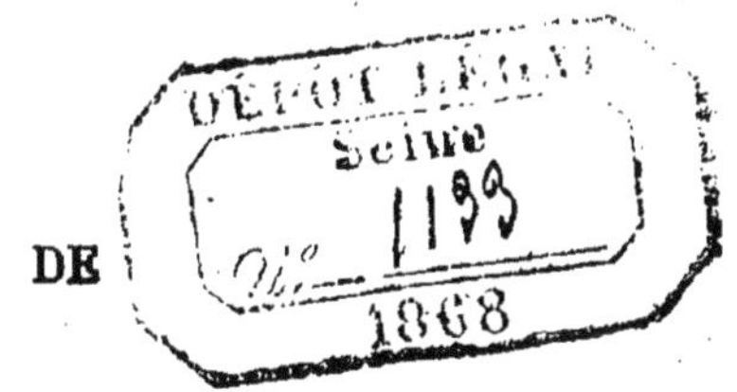

DE

L'ISCHÉMIE CÉRÉBRALE

PAR

Lucien BACHELET

DOCTEUR EN MÉDECINE,
EXTERNE DES HÔPITAUX DE PARIS,
MÉDAILLE DE BRONZE DE L'ASSISTANCE PUBLIQUE (1865).

PARIS

IMPRIMERIE DE A. PARENT,
IMPRIMEUR DE LA FACULTÉ DE MÉDECINE
31, rue Monsieur-le-Prince, 31.

1868

DE

L'ISCHÉMIE CÉRÉBRALE

HISTORIQUE.

Aujourd'hui, l'anémie cérébrale est admise par tout le monde, quoique nous ne la trouvions pas encore, dans les ouvrages français, décrite d'une manière didactique, comme constituant une maladie du cerveau; mais il n'en a pas été toujours ainsi, et, à une époque encore peu éloignée de nous, des hommes d'une grande autorité scientifique ont nié, de la manière la plus absolue, la possibilité de variations quelconques dans le contenu vasculaire de la cavité crânienne, les admettant à peine comme phénomènes cadavériques. Aussi ne faut-il point nous étonner de voir Clutterbuck (1), non-seulement nier l'anémie cérébrale, mais encore la congestion de cet organe; voici comment il s'exprime dans son article *Apoplexie* de la *Cyclopedia of practical Medicine.*

« La cavité crânienne étant exactement remplie par son contenu, la quantité de sang des vaisseaux cérébraux n'est susceptible d'aucune augmentation;

(1) Ehrmann. Thèse inaugurale. Recherches sur l'anémie cérébrale. Strasbourg, 1858, p. 3.

leur congestion n'est donc de fait pas possible, bien qu'on en parle si souvent. Par contre, une diminution de quantité de ce sang est tout aussi peu admissible; aucune émission sanguine, qu'on l'opère au bras ou aux veines jugulaires, voire même aux artères temporales, ne peut, conséquemment, agir sur les vaisseaux encéphaliques, de façon à en diminuer le contenu. »

Monro, puis Kellie et Abercrombie, considéraient le crâne comme un vase à parois immobiles, et d'une capacité toujours constante avec une incompressibilité presque absolue des organes contenus dans la cavité crânienne; d'où le premier des auteurs que nous venons de citer tirait la conclusion que, dans le cerveau, la quantité de sang est toujours la même, sauf le cas où un exsudat séreux ou autre se trouve épanché hors des vaisseaux; mais alors il faut qu'une quantité de sang égale à l'exsudat sorte du crâne.

Pour Kellie et Abercrombie, même au plus haut degré de l'anémie, à la suite d'hémorrhagies abondantes, lors même que tous les autres organes sont anémiés, le cerveau est le seul qui conserve sa richesse normale en liquide sanguin.

Il nous est bien facile de réfuter les opinions de Monro, Kellie et Abercrombie, car, depuis les belles recherches de Magendie (1) et celles de M. le pro-

(1) Magendie. Recherches physiologiques et chimiques sur le liquide céphalo-rachidien. Paris, 1842, p. 40.

fesseur Richet (1), sur le liquide céphalo-rachidien, tout le monde sait qu'un de ses principaux usages est de combler, d'une part, les espaces anfractueux qui existent entre les diverses parties de l'encéphale, de l'autre le *vide variable* qui résulte de la différence établie entre le volume de l'axe cérébro-spinal et la capacité de ses enveloppes osseuse et fibreuse. Au reste, nous ne croyons mieux faire que de reproduire les trois principales conclusions que M. Richet, à la suite de ses expériences, a formulées ainsi :

« 1° Les centres nerveux encéphaliques, et plus particulièrement les lobes cérébraux, quoique renfermés dans une boîte osseuse incompressible, sont cependant soumis, chez les adultes comme chez les nouveau-nés, à des alternatives d'expansion et de retrait, qui correspondent aux contractions du cœur et aux mouvements respiratoires.

« 2° Le liquide céphalo-rachidien, par ses oscillations, remplit l'office d'un régulateur des courants artériels et veineux intra-crâniens, dont l'irrégularité aurait compromis les fonctions des organes cérébraux.

« 3° Le canal rachidien doit être regardé comme le tuyau d'échappement ou de dégagement, au moyen duquel s'effectuent ces oscillations antagonistes du sang et du liquide céphalo-rachidien, sans lequel elles eussent été impossibles. »

(1) Richet. Traité d'anatomie médico-chirurgicale. Paris, 1860; 2e édit., p. 289.

Cependant, la théorie de Monro reste toujours vraie, en tant que l'on considère la capacité crânienne comme toujours constante, car, malgré les variations de la circulation, le cerveau la remplit toujours exactement, parce que la quantité absolue de son liquide est toujours constante; et cette quantité absolue n'est point seulement due à la circulation sanguine, mais encore au liquide céphalo-rachidien.

Depuis les travaux et les expériences de Marshall Hall (1), de Burrows (2), et ceux plus récents de Berlin (3) et Donders (4), il n'est plus possible de nier l'ischémie cérébrale. M. Erhmann (5) revendique, pour Marshall Hall, l'honneur d'avoir, le premier, sigalé et décrit, sous le nom d'*affection hydrocéphaloïde*, comme maladie spéciale, l'anémie cérébrale. Mais nous donnons la priorité à M. Andral (6), qui, dans son *Traité de pathologie* publié en 1836, six ans avant la publication du travail de Marshall, consacre un chapitre très-court, il est vrai, à l'anémie des centres nerveux.

(1) Marchall Hall. Medical essay.
Idem. Diseases and derangements of the nervous, deutsch von Wallach; Leipzig, 1812.

(2) Burrows. Beobacht über die Krankheiten des cerebralen Blutkreislaufes; ans dem Englischen von Posner, 1847.

(3) Berlin. Schmidt's Jahrbücher, 1851.

(4) Donders. Id.

(5) Ehrmann. Ouv. cit., p. 19.

(6) Andral. Cours de pathologie interne. Paris, 1836.

Dans sa Clinique médicale (1), voici ce que dit cet auteur :

« Les symptômes qui caractérisent les diverses formes de congestions cérébrales sont-ils liés, dans tous les cas, à l'afflux d'une trop grande quantité de sang vers le cerveau ? Dépendent-ils uniquement de cette cause ? Ne se montrent-ils pas quelquefois comme l'effet d'un état opposé des centres nerveux, ou, en d'autres termes, de leur anémie ? »

Plus récemment, MM. Kussmaul et Tenner (2) ont prouvé, à l'aide d'expériences très-bien faites et à l'abri de tout reproche, non-seulement la possibilité de l'ischémie cérébrale, mais encore que : « l'anémie des parties du cerveau qui sont en avant des pédoncules cérébraux chez l'homme, produit la perte de connaissance, l'insensibilité et la paralysie ; quand il s'y joint des convulsions, il doit s'être fait des altérations des parties excitables derrière les couches optiques. »

C'est aussi l'opinion de M. Brown-Séquard (3), qui non-seulement admet la production de convulsions épileptiformes dans l'anémie cérébrale, dépendantes de l'interruption soudaine de la nutrition

(1) Andral. Clinique médicale. Paris, 1840, t. V, p. 287.

(2) Kussmaul et Tenner. Journal de la physiologie de Brown-Séquard, t. Ier. Paris, 1858.

(3) Brown-Séquard. Researches on Epilepsy its artificial production in animals, and its etiology, nature and treatment in man. — Et *in* Journal de la physiologie de Brown-Séquard, t. Ier. Paris, 1858.

de l'encéphale, mais croit qu'il est bien plus probable que ces convulsions sont dues à une excitation causée par des principes qui se produisent, en plus grande quantité qu'à l'ordinaire, dans le sang en stagnation dans les capillaires de l'encéphale, pendant l'asphyxie, ou dans les cas de suspension du cours du sang par suite d'hémorrhagie ou de ligature des troncs artériels qui vont à l'encéphale. Le seul de ces principes que je connaisse, dit Brown-Séquard, et peut-être n'en existe-t-il pas d'autres, est l'acide carbonique.

M. Vulpian, chargé par Flourens, pendant l'année 1864, de le suppléer au muséum d'histoire naturelle, prit, pour sujet de ses leçons, la physiologie générale et comparée du système nerveux. Il répéta et confirma les expériences de M. Brown-Séquard, et en institua un grand nombre d'autres qui lui sont personnelles. C'est principalement en injectant, dans les vaisseaux artériels destinés aux centres encéphaliques, de l'eau tenant en suspension des poudres inertes, qu'il démontra à son auditoire les effets de l'interruption du cours du sang sur les fonctions du cerveau.

Nous ne pouvons point terminer ce rapide aperçu historique sans mentionner les travaux de M. Panum (1), en Allemagne, de MM. Prévost et Co-

(1) Panum. Experimentelle untersuchungen zur Physiologie und Pathologie der Embolie, Transfusion, etc. Berlin, 1864.

tard (1), en France, qui, s'ils n'ont point fait une étude spéciale de la question que nous nous proposons de développer, l'ont cependant signalée dans leurs mémoires.

Nous voyons donc que, depuis longtemps déjà, l'ischémie cérébrale a attiré l'attention des physiologistes, mais nous n'avons rien trouvé de publié, au point de vue clinique, tant en France qu'à l'étranger, excepté un article du professeur Hasse (d'Heidelberg), qui parut, en 1855, dans *Handbuch der speciellen Pathologie und Therapie* (Erlangen, 1855). C'est pour remplir cette lacune que, suivant le conseil de notre maître, M. le professeur Vulpian, nous avons entrepris ce travail, à l'aide de nos observations prises à la Salpêtrière.

Nous serons heureux si nous pouvons attirer, par cet essai, l'attention des cliniciens sur l'anémie encéphalique, qu'à notre avis on a confondue trop longtemps avec la congestion cérébrale, comme nous le démontrerons plus loin.

ANATOMIE ET PHYSIOLOGIE PATHOLOGIQUES.

L'influence du sang sur le maintien des fonctions et des propriétés de l'encéphale est une vérité acquise, maintenant, à la science. Les expériences d'Astley Cooper, de Legallois, de M. Brown-Sé-

(1) Prevost et Cotard. Études physiologiques et pathologiques sur le ramollissement cérébral. Paris, 1866.

quard, et celles plus récentes de M. Vulpian, ont, en effet, démontré irréfutablement que l'arrêt complet de la circulation dans le cerveau a pour effet fatal l'abolition des fonctions cérébrales. Si le cours du sang se rétablit peu de temps après son interruption, les fonctions abolies se raniment; si le contraire a lieu, et que l'arrêt de la circulation ne soit que partiel, non-seulement les parties anémiées sont privées de leurs propriétés, mais encore leur structure se détruit. M. Brown-Séquard a institué une expérience qui permet, pour ainsi dire, de faire revivre, chez un animal, les propriétés et les fonctions encéphaliques après leur complète extinction : il sépare la tête du tronc d'un chien qui vient d'être tué, puis lorsque toute trace d'excitabilité a disparu dans le cerveau, à l'aide d'un appareil spécial il injecte à la fois dans les carotides et les vertébrales du sang défibriné et oxygéné. Après deux ou trois minutes, il se produit d'abord des mouvements désordonnés, mais bientôt, dans cette tête séparée complétement de son tronc, les manifestations vitales se montrent de nouveau.

Quels sont donc les lésions anatomiques que produit l'ischémie cérébrale chez l'homme?

La pulpe cérébrale est décolorée, la substance grise paraît plus pâle. Par sa couleur elle se rapproche beaucoup de la substance blanche qui, souvent elle-même, offre une teinte plus blanche qu'à l'état normal.

On a remarqué aussi, quelquefois, une consistance plus ferme de la substance cérébrale (obs. 1, 3 et 5).

A la coupe, on trouve peu de points sanguins et quelquefois point du tout. Les vaisseaux des méninges sont ordinairement vides de sang, mais plus rarement ils sont gorgés, comme nous le rapportons dans notre 1re observation. Quelquefois on trouve une plus grande quantité de liquide, qu'à l'état normal, dans les espaces sous-arachnoïdiens, dans les mailles de la pie-mère (voy. obs. 5 et 6), et dans les ventricules.

Une lésion qui doit attirer notre attention, c'est l'altération des artères; et, en effet, dans toutes nos observations (voy. obs. 4, 5, 6 et 7), où l'autopsie a été faite et où l'on a constaté l'état des artères cérébrales, avec grand soin, nous les trouvons *toutes athéromateuses*, excepté dans l'observation 8, où nous ne relevons aucune lésion des artères de l'encéphale; mais l'aorte est très-athéromateuse, calcifiée à son origine, des ulcérations athéromateuses dans sa partie ascendante; de la boue athéromateuse à nu, dans laquelle on reconnaît à l'œil nu des paillettes de cholestérine.

Nous notons aussi un rétrécissement très-considérable des grosses artères du cou, à leur origine dans l'aorte, par épaississement athéromateux (voy. obs. 8).

Une lésion que l'on rencontre aussi fréquemment, c'est la présence d'embolies ou de thromboses artérielles, peu importe les causes qui leur ont donné naissance, et chose curieuse, d'après les recherches de MM. Prevost et Cotard (1), on voit « que dans le plus grand nombre des cas, l'oblitération siégeait dans une des artères sylviennes, ce qui est assez conforme au résultat des recherches de M. Lanceraux, qui a trouvé l'artère cérébrale moyenne oblitérée, 24 fois sur 44 cas. »

M. Proust (2), dans sa thèse d'agrégation, dit : « Nous devons mentionner le siége si fréquent des embolies dans la sylvienne gauche ; cette fréquence, dont nous ne pouvons donner l'explication, tient vraisemblablement à la disposition des canaux artériels. »

Nous n'avons pas besoin d'insister longuement ici sur le rôle pathogénique que jouent les athéromes et les caillots emboliques dans la production de l'ischémie cérébrale (voy. obs. 5). On comprend facilement comment une artère athéromateuse ou un caillot embolique, en empêchant la circulation normale de se faire, puisse produire l'anémie de l'encéphale.

Dans nos observations 5 et 9, nous constatons un état lacunaire très-prononcé ; M. Durand-Fardel (3) attribue cette lésion à la dilatation des vaisseaux, résultant de congestions cérébrales répé-

(1) Prevost et Cotard. Ouv. cité.

(2) Proust. Des différentes formes du ramollissement du cerveau. (Thèse d'agrégation.) Paris, 1866.

(3) Durand-Fardel. Traité clinique et pratique des maladies des vieillards. Paris, 1854.

tées ; nous croyons que très-souvent, pour ne pas dire presque toujours, les accidents qu'on croyait se produire sous l'influence d'une congestion chronique, doivent être rapportés à des accidents ischémiques.

Tout le monde, à peu près, admet aujourd'hui, et nous croyons cette opinion vraie, que les lacunes sont le résultat de ramollissements très-circonscrits, dans les foyers desquels naissent des corps granuleux, qui se résorbent du tissu qu'ils ont envahi.

ÉTIOLOGIE ET PATHOGÉNIE.

Dans l'étude des causes qui peuvent produire l'ischémie cérébrale, nous croyons qu'il en est qu'on peut rapporter pour la facilité et la clarté de la description à des causes générales qui sont sous la dépendance des maladies générales et à des causes locales qui elles-mêmes sont liées à des lésions des organes de la circulation, et plus particulièrement à des altérations des artères de l'encéphale. C'est par l'étude des premières que nous nous proposons de commencer.

Au premier rang nous devons placer l'anémie générale, qui peut agir de deux manières différentes, soit que le liquide sanguin paraisse insuffisant sous le rapport de la qualité ou de la quantité ; car en dehors de toute diminution de la quantité de sang qui doit être en circulation dans le cerveau, et quand bien même il est normalement distribué dans les artères et dans les veines, il survient des symptômes d'ischémie cérébrale, toutes les fois que le sang est trop pauvre en globules rouges. La raison en est facile à comprendre, car les physiologistes modernes ont démontré que ces globules sont les véhicules de l'oxygène ; alors le sang qui vient au cerveau étant moins riche en globules, l'effet produit sur cet organe au point de vue de l'oxygénation est le même que s'il recevait une quantité moindre de sang artériel.

Sur le même plan que cette première cause, nous devons ranger ces ischémies dont la production est due à un échange incomplet entre le sang et les éléments anatomiques du cerveau. Et en effet, on comprend facilement que, bien que le sang arrive au cerveau en quantité normale et avec toutes ses qualités, s'il est distribué par des capillaires athéromateux, la nutrition et l'oxygénation de cet organe seront bien imparfaites.

Les influences qui tendent à diminuer la masse du sang dans tout le corps, sont également des causes de l'anémie cérébrale. Parmi ces dernières, nous devons non-seulement compter les hémorrhagies qui surviennent spontanément, celles qui accompagnent les vastes lésions de tissus comme dans les grandes opérations chirurgicales, la parturition, etc., mais encore les pertes abondantes d'autres humeurs du corps humain, les maladies longues, chroniques ou aiguës, et surtout les fébriles (observation 3). Dans les longues maladies fébriles les malades vivent aux dépens de leur chair et de leur propre sang, ce qui tend à produire un appauvrissement général du liquide sanguin et comme conséquence une anémie cérébrale. Aussi ces cas ne sont-ils point très-rares à la suite de pneumonies étendues, chez des individus faibles et cachectiques, chez les enfants qui souffrent d'une longue diarrhée, dans la convalescence d'une fièvre typhoïde.

La trop grande quantité de sang accumulé dans d'autres organes est encore une cause puissante d'ischémie cérébrale. C'est ainsi qu'une ventouse de Junod mal appliquée peut amener une grave syncope, par suite de l'anémie qu'elle produit sur le cerveau.

Parmi les maladies du cœur l'insuffisance aortique est peut-être la seule où l'on observe des symptômes d'anémie cérébrale, symptômes qu'il est du reste facile d'expliquer. Lorsque l'insuffisance est considérable et que le ventricule dilaté et hypertrophié a perdu de sa force, l'ondée sanguine projetée dans les carotides retombe en grande partie dans le cœur, et il n'en arrive qu'une faible quantité à l'encéphale. De là les symptômes d'ischémie cérébrale, vertiges, etc.

Cette cause qui nous semble si simple est loin d'être admise par tous les auteurs.

Otto Weber (1), dans un article sur l'ischémie en

(1) O. Weber, Handbuch der allgemeinen und speciellen chirurgie redigert. V. Dr Pitha und Dr Billroth. Erlangen, 1865. P. 62.

général, dit que dans toute production d'ischémie à cette insuffisance aortique, il faut l'adjonction de causes locales. Voici la traduction du passage auquel nous faisons allusion (1) :

« Il est encore assez peu démontré comment une anémie locale peut résulter de la diminution de la force d'impulsion du cœur, telle qu'on la remarque dans les maladies de langueur, le marasme, la dégénérescence graisseuse de cet organe ; en tout cas il faut que des *causes locales* entrent en jeu toutes les fois qu'il doit y avoir une anémie locale : le cœur en effet, non plus que la masse du sang, n'a d'action directe sur la distribution du sang. C'est donc tant dans les vaisseaux eux-mêmes que dans leur entourage immédiat, que l'on doit chercher ces causes locales; pour qu'un conduit reçoive moins de sang qu'il n'en reçoit normalement, il faut qu'il subisse une diminution de calibre; c'est alors qu'apparaît le retard de l'afflux sanguin que Virchow a qualifié du nom si bien approprié d'ischémie. »

Malgré l'imposante autorité de Weber, nous ne pouvons point nous ranger à son opinion, car tout le monde admet que les causes qui font notablement diminuer le volume des ondées sanguines envoyées par le cœur, font en même temps décroître la quantité de sang que reçoivent les capillaires. Et il est suffisamment démontré aujourd'hui que la dégé-

(1) Je dois cette traduction à l'obligeance de mon ami Paul Berger, interne des hôpitaux. Qu'il veuille bien recevoir mes remercîments.

nérescence graisseuse du cœur en prédisposant à la formation des caillots cardiaques, est une cause d'ischémie encéphalique, et de formation de thrombus des artères cérébrales, en raison du ralentissement du cours du sang, résultant de la faiblesse des contractions du cœur. Disons de suite que MM. Charcot et Vulpian sont venus par de nouvelles observations confirmer la connaissance de ce fait : que les caillots rencontrés dans le cas de dégénérescence graisseuse du cœur peuvent se désagréger, ou bien, quand leur centre est ramolli, se rompre et verser leur contenu dans le torrent circulatoire.

Au nombre des causes générales de l'ischémie cérébrale, nous devons encore mentionner les caillots emboliques formés dans un point du système circulatoire et allant oblitérer les artères encéphaliques, ainsi que ces végétations fibrineuses qu'on trouve sur les valvules d'individus atteints d'endocardites qui, à un moment donné, peuvent se détacher et aller oblitérer les artères du cerveau, ce dernier fait a été parfaitement démontré par Virchow.

Parmi les causes locales qui contribuent le plus à la production de l'ischémie cérébrale, ce sont certainement les cas d'oblitération plus ou moins complète des vaisseaux afférents.

M. Ehrmann (1), dans sa thèse, s'est spécialement

(1) Ouv. cité.

occupé de l'influence que peut avoir la diminution ou l'arrêt de la circulation artérielle sur les fonctions de l'encéphale. Par des expériences faites sur des animaux, il a eu surtout pour but de déterminer le rôle que joue chaque artère afférente dans la production de l'ischémie cérébrale; ce côté physiologique de la question a été parfaitement traité par lui, aussi ne saurions-nous trop en recommander la lecture.

Chez l'homme où les occasions d'observer les phénomènes qui se passent à la suite de l'opération de la ligature de la carotide primitive, ou d'une seule ou même de deux carotides d'un même côté, se presentent encore assez fréquemment, on a noté des perturbations cérébrales qui sont loin d'être constantes. Ainsi, dans le plus grand nombre des cas, les opérés n'ont présenté que des troubles plus ou moins légers et fugitifs, et beaucoup n'ont éprouvé aucun phénomène à la suite de l'opération.

M. Lefort (1), dans une statistique portant sur 241 cas de ligature, en releva 75 suivis d'accidents cérébraux variables plus ou moins graves.

Tous les auteurs ou à peu près rapportent à l'anémie cérébrale les accidents qui suivent immédiatement la ligature de la carotide. Mais comment expliquer ceux qui arrivent plusieurs heures ou plusieurs jours ou même un mois après l'opération?

(1) Lefort, Bulletin de la Société de chirurgie, t. IV.

Pour M. Ehrmann (1), cela tiendrait à ce que les artères qui entrent dans la composition de l'hexagone artériel n'ont pas toujours le même diamètre; et pour appuyer son opinion il se fonde sur un grand nombre de recherches anatomiques qui lui sont personnelles.

Telle n'est point l'opinion de M. Richet (2), qui ne peut admettre cette explication, pour deux raisons, d'abord parce que chez tous les sujets sur lesquels on opère, l'hexagone artériel n'est pas incomplétement développé, et ensuite en nous plaçant même dans cette condition, l'hémiplégie devrait se déclarer immédiatement après la constriction du fil et tendre à décroître peu à peu, car aussitôt l'interruption de la circulation dans un des affluents du cercle artériel, les voies circulatoires de la base du crâne s'élargissent peu à peu comme le prouvent les autopsies. Mais c'est justement l'inverse qu'on observe.

Cependant nous croyons que la théorie de M. Ehrmann est vraie, et qu'elle peut parfaitement expliquer ces cas d'accidents tardifs qui, au dire de M. Richet lui-même, sont rares : et en effet, si, sur un sujet sur lequel on a pratiqué la ligature de la carotide, une ou même toutes les branches de l'hexagone artériel du côté où on a opéré ont un diamètre plus petit que celui du côté opposé, sera-

(1) Ehrmann, ouv. cité.

(2) Richet, art. Carotides, Dict. de médecine et de chirurgie pratiques; Paris, 1867.

1868. — Bachelet.

t-il étonnant que la circulation s'étant bien faite jusqu'au moment où est arrivée l'hémiplégie, on ne puisse la rapporter à l'anémie cérébrale produite par un trouble de la circulation encéphalique, parce que ces artères qui jusqu'alors avaient été suffisantes pour la nutrition du cerveau deviennent tout à coup insuffisantes, attendu qu'elles ne se dilatent point assez vite.

M. Lefort (1) pense que cette hémiplégie tardive est due à une embolie cérébrale, occasionnée par un fragment de caillot détaché de celui qui oblitère la carotide interne. Cette explication n'est appuyée par aucune autopsie, nous la trouvons rationnelle et nous pensons qu'elle est peut-être vraie dans certains cas. Mais nous lui ferons cependant une objection :

Quelle est en effet la cause qui fait se détacher ce fragment de caillot pour produire une embolie cérébrale? Ce n'est évidemment point la circulation sanguine qui puisse être invoquée, puisqu'elle ne se fait plus dans l'artère liée, et qu'au contraire, tout le poids du sang vient presser sur l'extrémité supérieure du caillot.

M. Richet (2), dans son article, admet, et nous citons textuellement ses conclusions :

« 1° Que l'anémie cérébrale lui paraît donner une explication rationnelle et satisfaisante de la plupart

(1) Lefort, ouv. cité.

(2) Richet, ouv. cité.

des phénomènes, qui se manifestent immédiatement et même consécutivement après la ligature de la carotide, quand ils sont généralisés à tout l'organisme ;

« 2° Qu'il répugne à la raison et qu'il est contraire aux lois de la physiologie générale et de l'expérimentation sur les animaux, de rapporter les phénomènes qui se manifestent plus ou moins tardivement, et sont localisés à un seul organe ou à une seule partie du corps, à cette même cause de l'anémie ;

« 3° Que ces derniers reconnaissent pour origine, soit une paralysie de la circulation capillaire dans le lobe cérébral correspondant à l'artère liée, soit une lésion primitive ou consécutive des troncs ou filets nerveux qui accompagnent ou avoisinent la carotide. »

Avec M. Richet, nous admettrons comme possibles que les troubles consécutifs qui se manifestent du côté de la bouche, du pharynx, de l'œsophage et parfois de l'estomac d'une part, du côté du larynx, du poumon et du cœur d'autre part, sont liés à une lésion primitive ou consécutive des filets nerveux qui accompagnent ou avoisinent la carotide. Mais pour les accidents cérébraux, nous pensons qu'il faut les rattacher à une ischémie cérébrale survenant plus ou moins longtemps après l'opération.

La compression des carotides, si elle est portée très-loin, amène rapidement la syncope. On comprend facilement que si une tumeur vient à comprimer une des deux carotides primitives, indépendamment des accidents qu'on peut remarquer du côté des voies respiratoires, elle pourra causer des accidents ischémiques, si la circulation encéphalique n'a pas eu le temps de se bien rétablir par les collatérales.

Au nombre des causes locales produisant l'anémie cérébrale, nous devons mentionner les lésions athéromateuses de la crosse aortique (obs. 8), même quand elles ne sont point ulcérées; car il arrive que quelquefois elles rétrécissent l'origine du tronc brachio-céphalique ou celle de la carotide gauche, et prédisposent à la thrombose des artères cérébrales en ralentissant le cours du sang.

Signalons aussi les anévrysmes de la crosse, dont les caillots en se détachant peuvent aller oblitérer, soit la carotide, soit les artères cérébrales.

Les lésions athéromateuses des carotides agissent de la même manière que celles de la crosse, mais on a noté souvent que dans ces artères les athéromes finissaient par oblitérer l'orifice du vaisseau, qu'alors il se produisait des coagulations consécutives qui se propageaient jusque dans une artère centrale.

Les altérations des artères cérébrales sont les plus importantes au point de vue de la production de l'ischémie du cerveau. Chez le vieillard, l'altération athéromateuse est extrêmement fréquente, et, dans quelques cas, elle est des plus prononcées; les artères sont alors à parois épaisses, leur calibre est rétréci, irrégulier; elles sont rugueuses, oblitérées en certains points; elles ressemblent à des tubes rigides. On rencontre quelquefois dans les artères un caillot oblitérateur, dont la formation sur place est due à l'état rugueux des parois artérielles, au ralentissement du cours du sang par suite du rétrécissement du calibre de l'artère et sa partie d'élasticité.

Il est encore une cause que nous devons signaler et qui est bien loin d'être démontrée : c'est l'action qu'exerceraient certains médicaments sur la contractilité des capillaires cérébraux. Il paraîtrait que l'ergotine, le sulfate de quinine et la belladone exciteraient la contractilité, et, par suite, un certain spasme dans les vaisseaux de l'encéphale???

Ces idées, jusqu'à présent, sont des vues de l'esprit qui sont loin d'être à l'abri de la discussion, et pour les faire admettre dans la science, il faudrait qu'elles fussent confirmées par de nombreuses expériences bien faites.

Toute diminution de la cavité crânienne, qu'elle soit due à des exsudats, des extravasats, des tumeurs du cerveau ou de ses enveloppes, à des fractures avec enfoncement des fragments, produit des phénomènes que l'on rapporte habituellement à la compression qui, réellement, agit par la pression exercée sur la pulpe cérébrale, mais nous croyons aussi que l'anémie n'y est point étrangère et justement déterminée par cette pression.

SYMPTOMATOLOGIE ET MARCHE.

Dans l'ischémie cérébrale, qui arrive subitement et atteint tout de suite un haut degré, les symptômes diffèrent de ceux qui accompagnent une ischémie à marche plus lente et moins intense. De là pour nous la nécessité de décrire séparément les symptômes de ces deux formes d'anémie cérébrale.

L'*ischémie subite* et atteignant tout de suite son summum d'intensité est une véritable attaque d'apoplexie dans le sens que les anciens attachaient à ce mot. Le malade perd subitement connaissance, les mouvements volontaires sont abolis, insensibilité complète aux excitations extérieures, le plus souvent les pupilles sont dilatées (obs. 4), mais quelquefois elles sont inégales (obs. 7). Dans une seule de nos observations (obs. 4) il a été remarqué que les paupières étaient fermées et que la malade avait du strabisme. Très-souvent, au moment de l'attaque, la respiration est stertoreuse ou ralentie ; le malade est plongé dans le coma le plus profond (obs. 4, 9 et 10). Fréquemment aussi, on remarque des convulsions épileptiformes (obs. 5, 7 et 8). Les membres sont dans la résolution la plus complète ; lorsqu'on les soulève, ils retombent lourdement sur le lit ; la sensibilité est complétement anéantie. Tel est l'état que nous présente un malade atteint d'anémie subite au plus haut degré. Si la maladie ne se termine point rapidement par la mort, les malades reviennent à eux peu à peu après un temps variable et présentent une nouvelle série de symptômes que nous allons étudier.

Presque tous présentent des troubles de la motilité, de l'intelligence et bien rarement de la sensibilité. Les uns ont une hémiplégie complète (observations 4, 7 et 11); chez d'autres, au contraire, l'hémiplégie est mal définie (obs. 10). Chez la femme qui fait le sujet de notre observation 4, à la première attaque, aucun trouble de la motilité. Lorsqu'ils peuvent marcher, ils chancellent plus ou moins. L'intelligence est affaiblie : on remarque de l'incohérence dans les idées; lorsqu'on leur parle et qu'ils veulent répondre ils sont quelquefois obligés de chercher leurs mots; ils ont souvent de l'embarras de la parole (obs. 4, 6, 7 et 10), du délire et de l'agitation (obs. 4 et 8) et souvent une évacuation involontaire de l'urine et des matières fécales. Une seule fois on a trouvé de l'albumine dans les urines (obs. 6).

MM. Kussmaul et Tenner (1), Brown-Séquard (2) et Ehrmann (3) ont démontré par leurs expériences que l'anémie subite du cerveau, produite sur certains animaux par la ligature de toutes les artères qui conduisent le sang à l'encéphale, offre absolu-

(1) Kussmaul et Tenner, ouv. cité.
(2) Brown-Sequard, ouv. cité.
(3) Ehrmann, ouv. cité.

ment les mêmes symptômes que l'ischémie cérébrale subite de l'homme.

L'explication des symptômes de paralysie est plus facile que celle des convulsions.

Car Kussmaul et Tenner, Brown-Séquard, ont démontré que l'anémie des parties du cerveau qui sont en avant des pédoncules cérébraux chez l'homme, produit la perte de connaissance, l'insensibilité et la paralysie. Nous savons également que la ligature de l'aorte abdominale est suivie d'une paralysie et de la perte de la sensibilité de la moitié inférieure du corps dont ces nerfs sont privés du sang artériel; ce fait est mis hors de doute par les expériences des auteurs que je viens de citer et par celles de MM. Schiff (1) et Vulpian (2).

Mais il est moins facile d'expliquer la cause qui engendre les convulsions.

Pour MM. Kussmaul et Tenner (3), quand il se produit des convulsions dans l'ischémie cérébrale, il faut qu'à l'anémie des parties du cerveau qui sont en avant des pédoncules cérébraux, se joignent des altérations des parties excitables qui doivent s'être faites derrière les couches optiques.

(1) Schiff, Lehrbuch der Physiologie des Menschen; Cyclus, etc., 1858-1859.

(2) Vulpian, Sur la durée de la persistance des propriétés des muscles, des nerfs et de la moelle épinière après l'interruption du cours du sang dans ces organes. (In *Gazette hebdomadaire de médecine et de chirurgie*, t. VIII, n° 21.)

(3) Kussmaul et Tenner, ouv. cité.

Pour M. Brown-Séquard (1) aussi, la brusque interruption du cours du sang dans l'encéphale, et par conséquent de sa nutrition, est la cause des convulsions. Mais il est bien plus probable, suivant lui, que les convulsions sont dues à une excitation causée par de l'acide carbonique qui se produit en plus grande quantité qu'à l'ordinaire dans ce sang en stagnation dans les capillaires du cerveau.

Mais que dire en présence de ces faits où l'on a comprimé les carotides pour faire cesser les convulsions et le succès ayant couronné l'essai (2)?

Lorsque la maladie a une marche rapide vers la guérison, tous les symptômes s'amendent vite et disparaissent, le malade revient complétement à la santé; mais il est rare qu'une terminaison aussi heureuse ait lieu : le plus souvent, il reste toujours quelques troubles du côté de la motilité, ou bien un affaiblissement de l'intelligence, et il se présente souvent des accidents ischémiques cérébraux que nous décrirons plus loin sous le nom d'*anémie à forme passagère.*

La marche de la maladie n'est point toujours celle que nous venons de décrire. Les symptômes de l'*anémie cérébrale à forme lente*, s'il nous est permis de nous exprimer ainsi, ressemblent beaucoup à ceux que décrivent les auteurs à propos de l'hyperémie cérébrale. Au début, les malades se plai-

(1) Brown-Sequard, ouv. cité.

(2) Voyez in *Archives générales de médecine*, Dr Févez, t. I, p. 353.

gnent de maux de tête; ils ont des accès de vertige, des étourdissements passagers, des éblouissements, des bourdonnements d'oreille, de la photophobie, de l'incohérence dans les idées, de l'agitation, etc. Plus tard, après ces phénomènes d'irritation cérébrale, il se produit ordinairement de la paralysie soit de la motilité, soit de la sensibilité. Ces accidents se répètent plus ou moins souvent, et tout d'un coup la maladie revêt la forme de l'ischémie subite et se termine assez promptement par la mort (obs. 4), ou bien le malade, après un temps plus ou moins long, marche vers la guérison.

Il est une autre variété de cette maladie, que nous proposons d'appeler *ischémie cérébrale à forme passagère*. Bien souvent M. Vulpian a attiré notre attention sur certains phénomènes que l'on rapporte habituellement à la congestion cérébrale, et qui sont dus à l'ischémie du cerveau à forme passagère. Aujourd'hui, un certain nombre de médecins, et entre autres MM. Charcot et Lancereaux, attribuent ces accidents apoplectiformes à cette variété que nous allons décrire :

Elle est caractérisée par de fréquents étourdissements qui quelquefois se suivent à de courts intervalles, et sont accompagnés de troubles de la vue et d'un vertige presque continuel, de telle sorte que le malade, sans avoir aucun signe de paralysie, est obligé pour marcher de donner le bras à une autre personne. Ces phénomènes se reproduisent quelquefois à des époques très-éloignées les unes des autres, et pendant l'intervalle desquelles le malade jouit d'une parfaite santé; mais, sous l'influence de leur reproduction presque continuelle, l'intelligence s'affaiblit, la mémoire se perd, la parole devient embarrassée et lente, le malade a peine à répondre aux questions les plus simples qu'on lui adresse et tombe rapidement en démence.

Il n'est pas rare de voir, à chaque fois que ces accidents se reproduisent, les malades devenir gâteux, et, pendant leur suspension, cette infirmité cesser. Nous l'avons vu plusieurs fois noté dans les observations de M. Vulpian.

Mais comment expliquer ces phénomènes passagers que nous rapportons à des troubles ischémiques et non à l'hyperémie cérébrale; nous croyons que ces accidents apoplectiformes qu'on lui rapporte sont dus à l'ischémie cérébrale, surtout chez les vieillards. Nous avons puisé ces idées dans l'enseignement de notre maître M. Vulpian, dans la lecture d'un grand nombre d'observations, et nous avons assisté à la Salpêtrière à l'autopsie d'individus où l'on ne pouvait expliquer les troubles survenus pendant la vie que par l'ischémie cérébrale, car la nécropsie faite avec le plus grand soin ne permettait de découvrir ni congestion, ni hémorrhagie, ni ramollissement, mais offrait au contraire toutes les lésions que nous avons rapportées à l'anémie de l'encéphale.

Nous croyons pouvoir expliquer ces étourdissements légers et passagers, et la perte des facultés intellectuelles qui les suit lorsqu'ils se répètent fréquemment, par des troubles dans la circulation artérielle du cerveau, dépendant de lésions athéromateuses des artères cérébrales, qui, alors rétrécies et indurées, ne laissent arriver à l'encéphale que la quantité strictement nécessaire pour l'entretien de ses fonctions.

Ne doit-on pas encore considérer que, dans un cerveau où les capillaires sont altérés, la nutrition y est bien imparfaite, que l'échange qui se fait entre le sang artériel et les éléments anatomiques y est bien difficile, surtout si à ces lésions viennent s'ajouter des troubles de la circulation générale dus à l'affaiblissement des contractions ou à quelque maladie du cœur, qui ne vient point compenser les conditions fâcheuses dans lesquelles se fait la circulation cérébrale?

D'après Marshall Hall (1), l'ischémie cérébrale des enfants, qu'il désigne sous le nom d'*affection hydrocéphaloïde*, doit être divisée en deux périodes. Dans la première période, si aux symptômes ordinaires que nous allons énumérer, il vient s'y joindre des convulsions, la ressemblance avec l'hyperémie cérébrale des enfants est des plus frappantes : les enfants sont agités, inquiets, effrayés; ils poussent des cris pendant leur sommeil, leurs mâchoires sont serrées l'une contre l'autre, le pouls fréquent, les joues sont pâles et froides. D'après lui, ce signe

(1) Marshall Hall, ouv. cité.

serait d'une grande importance pour le diagnostic. Si l'ischémie est méconnue ou traitée d'une manière irrationnelle, la maladie entre dans une nouvelle phase, c'est-à-dire dans la seconde période : les enfants s'affaiblissent, sont apathiques, leurs paupières sont demi-closes, et les pupilles insensibles à la lumière ; la respiration devient stertoreuse, et la scène se termine par la mort.

DIAGNOSTIC.

Nous arrivons à un point de l'histoire de l'ischémie cérébrale peut-être des plus difficiles : distinguer l'anémie des affections étrangères au cerveau qui pourraient la simuler ; en faire le diagnostic différentiel avec les diverses affections cérébrales qui ont quelque rapport avec elle, tels sont les problèmes que nous avons à résoudre.

L'ivresse portée à un haut degré ne peut être prise pour une ischémie cérébrale qu'à la suite d'un examen superficiel ; l'odeur alcoolique qui s'exhale des individus ivres morts et la facilité avec laquelle, chez ces derniers, on réveille sur tous les points du corps des signes de sensibilité et de motilité, ne permettront point de confondre ces deux affections, car dans l'ivresse le coma n'est pas invincible, il n'y a pas de paralysie, mais plutôt un relâchement des membres, et une impossibilité de mouvement due seulement à l'absence de la volonté.

Dans la syncope, qu'elle survienne sous l'influence

de causes physiques ou morales, nous croyons que l'erreur n'est guère possible, car la durée est courte en général, le retour à la vie se fait sans aucune altération, le cœur cesse de battre, le pouls est nul et la respiration insensible.

On sait aujourd'hui que certaines maladies organiques du cœur, et surtout l'insuffisance aortique entraînent la mort instantanée, elles ne sauraient être confondues avec l'ischémie encéphalique, car dans cette dernière la mort ne survient, même dans les cas les plus rapides, qu'après quelques heures (obs. 5). Cependant chez la femme qui fait le sujet de notre observation 8, la mort est arrivée subitement à la suite d'une attaque apoplectiforme. Au reste, c'est un diagnostic peu important, puisque le médecin n'est en général appelé qu'après la mort.

Parmi les affections cérébrales, il n'y a guère que la congestion, l'hémorrhagie cérébrale, celle des méninges, le ramollissement, la méningite et l'encéphalite qui puissent être confondus avec l'ischémie.

Un des diagnostics différentiels des plus difficiles c'est certainement celui à établir entre la congestion et l'anémie de l'encéphale : pour nous, il résulte clairement aujourd'hui, après la lecture et la méditation d'un grand nombre de travaux sur l'hyperémie cérébrale active, que non-seulement cette maladie est excessivement rare, peut-être n'existe-t-elle même pas, et nous pouvons nous appuyer sur l'autorité de Trousseau et sur celle de notre maître M. Vulpian, qui nous a dit que depuis qu'il était médecin à la Salpêtrière, il n'avait encore jamais vu un seul cas de congestion active, telle que la décrivent les auteurs classiques. Aussi croyons-nous que la description symptomatologique qu'on nous en a donnée jusqu'à présent est des plus défectueuses, parce qu'on s'est appuyé sur des faits qui, loin d'être dus à des congestions, doivent être rapportés le plus souvent à l'anémie. On ne saurait cepeudant nier ces hyperémies passives qui sont sous l'influence d'une gêne de la circulation veineuse, comme par exemple dans une lésion organique du cœur droit, mais qu'elle différence avec la congestion active !

Quelle sera donc la conduite du médecin appelé auprès d'un malade atteint de ces accidents qu'on rapporte à la congestion ? Il devra se rappeler pour faire son diagnostic, les symptômes de l'anémie, les comparer avec ceux de son malade, s'enquérir de l'état antérieur de la santé et surtout si c'est chez un vieillard qu'il les observe, il recherchera avec soin si les artères radiales, cubitales ou autres ne sont point athéromateuses ; si elles le sont, on aura une grande probabilité pour que cette altération occupe aussi l'hexagone artériel de la base, et nous avons montré précédemment le rôle qu'elle jouait dans la production de l'anémie cérébrale. Nous croyons qu'il est bien plus facile, et qu'avec un peu d'attention, on ne pourra méconnaître cette forme que nous avons décrite sous le nom d'Ischémie à forme passagère. Car la maladie a une physionomie particulière, et une marche spéciale, que nous avons décrite en traitant des symptômes.

C'est en comparant la marche des accidents que l'on pourra arriver au diagnostic différentiel de l'ischémie, et de l'hémorrhagie. Dans la première les symptômes graves qui semblaient menacer la vie diminuent, ou cessent complétement au bout de quelques minutes, de quelques heures, ou après quelques jours, pour revenir quelquefois par accès fugaces; tandis que dans tous les cas d'hémorrhagie quelques bénin qu'ils soient, la marche est incomparablement plus lente, la guérison n'est presque jamais complète, les malades conservant une paralysie plus ou moins complète.

L'hémorrhagie des méninges, de l'aveu de tous les auteurs, est une maladie assez rare; et dans les quelques cas où elle pourrait être confondue avec l'anémie cérébrale, on la diagnostiquerait, d'après M. Andral (1), par le développement *graduel* des symptômes, même lorsqu'il est le plus rapide; et, suivant Boudet (2), il existerait toujours de la contracture et de l'intermittence dans les symptômes.

Il n'y a pas de difficulté à distinguer l'ischémie cérébrale du ramollissement chronique de cet organe. La première de ces deux maladies, en effet, qu'elle soit brusque dans son invasion, ou à forme

(1) Andral, Clinique médicale, t. V, ouv. cité.

(2) Boudet, Mémoire sur l'hémorrhagie des méninges (*Journal des Connaissances médico-chirurgicales*, 1839).

passagère, diffère de la seconde, qui est à marche lente, caractérisée par une douleur de tête fixe, plus ou moins vive, une obtusion graduelle des facultés intellectuelles, de l'embarras de la parole, des fourmillements, des roideurs dans une moitié du corps, une hémiplégie qui fait tous les jours des progrès jusqu'à ce qu'elle soit complète. Mais s'il est facile de reconnaître le ramollissement chronique de l'anémie encéphalique, il n'en est plus de même du ramollissement aigu, qui, par son début brusque et sans prodromes, simule tellement l'ischémie, que pour établir le diagnostic différentiel, il faudra attendre la marche ultérieure de la maladie.

La méningite ne détermine des symptômes de dépression encéphalique, qui pourraient ressembler à l'anémie cérébrale, qu'après un certain temps passé au milieu du délire, de l'agitation, des convulsions et de la contracture.

Lorsque l'encéphalite débute violemment, et que le malade tombe brusquement sans connaissance, avec résolution des quatres membres, il est à peu près impossible de se prononcer. L'étude des commémoratifs a une certaine valeur; on sait que Lallemand et Rostan ont insisté sur la céphalalgie opiniâtre et violente, qu'on rencontre dans l'encéphalite; si elle avait été observée, on serait ramené vers l'idée de cette dernière maladie.

Il ne faut point s'étonner, si nous n'établissons de diagnostic différentiel entre l'ischémie et l'apoplexie nerveuse, car pour nous, les symptômes qu'on leur attribue sont simplement des accidents ischémiques.

PRONOSTIC.

Plus l'attaque sera violente, plus grave sera le pronostic, mais toutes choses égales d'ailleurs, il sera bien moins défavorable, dans une attaque d'ischémie survenue sous l'influence d'une anémie générale, que dans le cas où les accidents ischémiques seraient liés à une affection organique du cœur, ou à une lésion athéromateuse des vaisseaux; et l'aphorisme *Sublata causa, tollitur effectus*, trouve justement son application dans le premier cas.

Lorsque l'anémie cérébrale a lieu pendant la convalescence d'une maladie aiguë, c'est toujours un accident grave, car c'est un signe certain de très-grand affaiblissement du malade.

Dans l'insuffisance aortique on sera toujours très-réservé, car maintenant, on sait combien souvent meurent subitement les individus atteints d'une semblable lésion.

Si c'est chez un vieillard dont on soupçonne les artères encéphaliques athéromateuses, l'on aura d'autant moins à craindre une terminaison rapide par la mort, ou par le ramollissement cérébral, que les attaques seront moins fortes, et très-éloignées les unes des autres.

De quelques phénomènes physiologiques et pathologiques liés à l'ischémie cérébrale.

Nous avons négligé jusqu'à présent et à dessein de parler de différents états consécutifs à l'ischémie encéphalique, nous les grouperons en un seul chapitre pour ne point scinder leur étude; ce sont le sommeil, la syncope, et le ramollissement cérébral.

Du sommeil.

Avant les expériences de M. Durham (1) il était généralement admis que le sommeil physiologique dépendait d'une hyperémie veineuse; mais ce physiologiste a démontré par des preuves directes sur l'homme et les animaux, que pendant le sommeil naturel l'encéphale, loin d'être congestionné, reçoit moins de sang qu'à l'état de veille. Pour ceux qui admettent la théorie de M. Durham, le sommeil n'est donc qu'une ischémie cérébrale physiologique, déterminée sous l'influence de certaines causes qui se reproduisent périodiquement.

M. Durham paraît avoir démontré le premier point de sa théorie (c'est-à-dire l'anémie de l'encéphale pendant le sommeil) par de nombreuses ex-

(1) Durham, Guy's hospital reports, 3e série, t. VI, et analyse in *Archives de médecine*, 1861, t. I.

périences très-bien faites et à l'abri de tout reproche. Pour achever de renverser l'ancienne théorie, il a institué d'autres expériences, qui avaient pour but d'étudier les phénomènes qui se produisent lorsqu'on fait naître une hyperémie veineuse du cerveau. En liant les veines jugulaires des animaux en expérience il les plongeait dans une espèce de torpeur très-différente du sommeil naturel; le cerveau était alors dans un état très-différent de celui qu'on observait pendant le sommeil physiologique.

Chez l'homme, l'occasion d'étudier les modifications que le cerveau éprouve pendant le sommeil s'est présenté dans quelques cas de plaie de tête avec perte de la substance osseuse. M. Durham en cite deux cas dans son travail, l'un dû à Blumenbach, l'autre à Caldwell. Dans ce dernier on constatait lorsque le malade était plongé dans un sommeil calme et paisible, que le cerveau restait presque immobile dans son enveloppe; lorsqu'il rêvait, qu'il augmentait de volume et venait faire saillie au niveau de la perforation, lorsque les rêves avaient quelque vivacité.

Mais quant aux causes qui font varier périodiquement la circulation cérébrale, M. Durham ne les a point démontrées; il compare ce qui se passe dans le cerveau à l'épuisement d'une pile; cette hypothèse est très-ingénieuse, mais pour s'appuyer, elle n'a même aucune preuve d'analogie dans les fonctions organiques les mieux connues.

M. Luys (1) se basant sur les propriétés générales des cellules nerveuses et qui sont communes à toutes les autres cellules de l'organisme (car elles vivent comme leurs congénères aux dépens du milieu qui les environne, et lui empruntent les matériaux indispensables à leur activité propre), assimile au point de vue des actes purement trophiques le tissu nerveux à un véritable tissu glandulaire, lequel pendant sa période de repos recupère ses matériaux épuisés, et pendant sa période d'activité déverse au dehors ces mêmes matériaux préalablement récupérés. S'appuyant sur les expériences de M. Claude Bernard sur les glandes, M. Luys conclut ainsi : « Nous sommes donc naturellement porté, en faisant l'application des faits connus à ceux qui ne le sont pas encore, à dire que le tissu nerveux et le tissu glandulaire présentent entre eux, au point de vue des phénomènes circulatoires, et de la double alternance de leurs périodes d'activité et de repos, les plus grandes analogies; et que si le moment pendant lequel la glande reconstitue ses principes immédiats correspond à une activité moindre des phénomènes circulatoires, à un état d'anémie relatif; et celui pendant lequel elle fonctionne et *s'éveille*, à un état de turgescence de tous ses réseaux capillaires, il est très-admissible que les mêmes conditions circulatoires doivent se répéter pour le tissu

(1) Luys, Recherches sur le systènie nerveux cérébro-spinal. Paris, 1865.

nerveux lui-même, et que la période d'inactivité ou de sommeil doit être caractérisée par un état anémique; et inversement la période d'activité ou de veille, par une accélération des courants sanguins dans sa trame, et une sorte d'éréthisme de l'élément vasculaire. »

De la syncope.

Tout le monde maintenant, depuis Bichat, admet que la cause première de la syncope réside dans l'interruption de l'action du cœur et que les fonctions cérébrales et les actes qui en découlent ne sont suspendus que parce que le sang cesse d'arriver au cerveau. Et lors même que la syncope arrive sous l'influence d'une émotion morale, le système nerveux est bien impressionné le premier; mais le trouble cérébral primitif est impuissant à lui seul pour occasionner la syncope, il peut troubler l'action du cœur, la suspendre, et c'est en raison de cette suspension, de cet arrêt dans la circulation, que la défaillance survient. L'anémie cérébrale, ici, est donc sous l'influence du cœur et nous ne pouvons admettre, avec M. Piorry, que dans la syncope le cerveau cesse d'agir avant le cœur, et que la mort résulte du défaut de sang au cerveau et non du défaut d'action du cœur.

Du ramollissement cérébral.

MM. Virchow, Cohn, Panum, etc., en Allemagne, et plus récemment MM. Prévost et Cotard, en

France, ont, par l'expérimentation chez les animaux, reproduit au moyen d'embolies artificielles, des ramollissements identiques à ceux que l'on observe chez l'homme, et d'en suivre le processus à ses diverses périodes. L'analyse des observations publiées dans leur mémoire, leur a permis d'y retrouver des ramollissements constitués par un processus morbide très-analogue à celui qu'ils ont étudié sur le chien. Voici, du reste, une des conclusions de leur travail à ce sujet :

« Cette altération nécrobiotique du tissu cérébral, disent MM. Prévost et Cotard (1), nous a paru presque constamment expliquée par des troubles ischémiques, dont le point de départ était variable selon les cas, et nous avons pu établir une certaine relation entre ces différentes espèces de troubles ischémiques et les caractères du ramollissement cérébral ; le point de départ de ces troubles ischémiques se trouvait, tantôt dans une oblitération artérielle par thrombose ou par embolie, tantôt dans la seule dégénérescence athéromateuse des artères cérébrales, tantôt peut-être, dans une embolie capillaire plus ou moins généralisée. »

L'ischémie cérébrale, localisée en certains points du cerveau, amène donc un ramollissement de la pulpe cérébrale (ob. 9 et 10), c'est même, croyons-nous, une de ses fréquentes terminaisons, mais cependant le ramollissement cérébral n'est point fatal, comme nous en trouvons la preuve dans plusieurs de nos observations (obs. 4, 5, 6, 7).

(1) Prévost et Cotard, ouv. cit.

TRAITEMENT.

Quel traitement opposera-t-on aux accidents ischémiques cérébraux? Il sera aussi variable que les causes qui leur ont donné naissance; car il est bien évident que l'on ne pourra point suivre la même règle de conduite dans un cas d'ischémie encéphalique produit sous l'influence d'une anémie générale par exemple, que dans celui qui survient dans une maladie organique du cœur, ou une altération des artères.

Au moment de l'attaque, la première indication à remplir, c'est de favoriser l'afflux du sang vers le cerveau. Pour cela, on couchera le malade horizontalement, on lui mettra la tête dans une position un peu déclive, et, d'après les conseils de M. le professeur Piorry, on lui élèvera les bras, ce qui a pour but de porter mécaniquement vers l'encéphale le sang artériel qui existe encore dans la partie supérieure du système circulatoire.

L'ischémie cérébrale est-elle due à une anémie générale, c'est cette dernière qu'il faudra guérir, par l'éloignement des causes qui l'ont déterminée, par un traitement bien approprié (régime analeptique, fer, quinquina, vins généreux, bonne hygiène, etc.). Survient-elle au contraire pendant la convalescence des maladies aiguës, on se rappellera que deux causes, qu'il faudra éviter, peuvent la déterminer: la position et la digestion. M. Piorry a signalé depuis longtemps que les malades retenus au lit par une trop grande faiblesse peuvent mourir subitement, lorsqu'on leur soulève la tête où lorsque eux-mêmes veulent exécuter un semblable mouvement. Aussi devra-t-on leur recommander de se tenir couchés la tête un peu basse. Mais c'est surtout pendant le travail de la digestion qu'on devra faire observer strictement ces règles de prudence, car l'estomac accomplit difficilement ses fonctions à cause de l'état anémique du système nerveux, et si chez l'homme en bonne santé l'indigestion n'est la plupart du temps qu'une indisposition légère, il n'en est pas de même chez un individu affaibli.

Si l'anémie cérébrale a pour cause une insuffisance aortique, le rôle du médecin se bornera seulement au traitement de l'attaque, et à en prévenir le retour autant que possible. Corrigan redoutait beaucoup l'emploi des saignées, et dernièrement M. Jaccoud (1) insistait sur leur inutilité et leurs effets nuisibles dans l'insuffisance aortique. Elles avaient leur raison d'être il y a quelques années, car on croyait alors que ces accidents ischémiques dépendants de cette insuffisance étaient dus à une hyperémie encéphalique naissant sous l'influence de cette lésion organique. Nous croyons, avec le professeur d'Édimbourg, qu'il faudra administrer la digitale le moins possible, car en ralen-

(1) Jaccoud, Leçons de clinique médicale; Paris, 1867.

tissant trop les contractions du cœur, on permet à une plus grande quantité de sang de refluer dans le ventricule, ce qui a nécessairement d'abord pour effet d'augmenter la dilatation de sa cavité, et d'empêcher le fluide sanguin d'arriver en quantité suffisante au cerveau.

Toute thérapeutique est inutile, et il faut avouer notre impuissance, si l'ischémie cérébrale est produite par un caillot embolique ou par l'état athéromateux des artères qui est un des apanages de la vieillesse.

OBSERVATION Ire.

Tirée de la thèse de M. Pareil (Paris, 1830.)

Au mois de mai 1828, entra à l'hôpital de la Charité une femme âgée de 60 ans environ, portière dans une maison de la rue de Richelieu, présentant les symptômes suivants : perte de connaissance, paralysie complète du sentiment et du mouvement du côté gauche; paupières de l'œil du même côté fermées; déviation de la langue à droite; respiration gênée; pouls fort, mais lent. La malade avait été prise subitement la veille, à neuf heures du matin, des symptômes que nous venons d'énumérer. Des saignées locales et générales, des lavements purgatifs, des sinapismes aux extrémités, tels furent les moyens que l'on employa les premiers jours; les symptômes s'amendèrent peu. Un séton fut placé à la nuque; des révulsifs intestinaux furent également mis en usage avec quelques succès; l'intelligence revint un peu, mais l'hémiplégie persista toujours, jusqu'à ce qu'enfin cette femme, forcée de garder la même position, fut prise d'une espèce de consomption produite par une eschare formée au sacrum et mourut vers les derniers jours du mois de juin. Toutes les personnes qui suivaient la clinique de M. Lerminier, et qui avaient observé la malade, s'attendaient certainement à trouver un épanchement sanguin; mais notre attente fut trompée : les vaisseaux des méninges étaient seulement un peu gorgés de sang; le cerveau présentait plus de consistance que dans l'état naturel, mais nulle part il ne se trouvait de foyer apoplectique, et certes tous les moyens furent pris pour le découvrir, s'il avait existé, quelque petit qu'il fût.

Dans ce cas-ci, les principales conditions d'une hémorrhagie cérébrale, instantanéité, spontanéité et persistance de la paralysie, étaient on ne peut mieux marquées. Les parents de la malade, interrogés sur l'état antérieur, affirmèrent que cette femme avait toujours joui d'une bonne santé; seulement, que depuis quelque temps elle dormait beaucoup plus, mais que jamais elle ne se plaignait de douleurs de tête, et qu'elle vaquait aussi bien à ses occupations ordinaires.

A quoi doit-on rapporter ces symptômes si tranchés ? Est-ce à la congestion ? Mais évidemment elle était trop légère, et d'ailleurs elle n'existait pas plus d'un côté que de l'autre. Est-ce à la fermeté plus considérable de la masse encéphalique ? Ce que je viens de dire pour la congestion peut s'appliquer de même ici ; et, du reste, personne que je sache n'a prétendu qu'une pareille altération produisît des paralysies et des symptômes généraux analogues à ceux de l'hémorrhagie cérébrale.

OBSERVATION II.

Tirée de la thèse de M. Pareil (Paris, 1830.)

Un cordonnier âgé de 48 ans, d'une complexion forte et pléthorique, entra à l'hôpital de la Charité, le 20 décembre 1827, présentant l'état suivant :

Perte complète du mouvement du membre supérieur gauche, avec diminution du membre inférieur du même côté ; la bouche et la langue déviées du côté droit, parole difficile ; nulle douleur vers la tête ; sensibilité naturelle de toute la surface du corps ; facultés intellectuelles nullement altérées ; la face était pâle ; les pupilles dilatées ; le pouls fort plein, un peu fréquent. Le malade nous dit que depuis un mois environ il avait souffert de la tête, mais alternativement, et pas très-fort ; qu'il avait eu la diarrhée pendant quinze jours, ce qui avait augmenté considérablement son appétit, lorsque, le 19 décembre au soir, après avoir dîné d'un manière copieuse, il sentit tout à coup en travaillant les mouvements des doigts de la main gauche devenir difficiles, la main s'appesantir, ainsi que le bras, mais sans nulle douleur. Le malade se mit au lit, et, le lendemain, voyant que les symptômes augmentaient, il se fit transporter à la Charité. Une saignée de 5 palettes fut faite de suite ; des boissons délayantes, un lavement de guimauve et de séné, la diète absolue, furent les autres prescriptions.

Le 21. Prostration plus grande des forces, plus de difficulté dans la parole; le pouls est moins fort (saignée de 3 palettes). Quelques sueurs se manifestent après les deux saignées; l'assoupissement est plus considérable.

Le 23. Quinze sangsues à la jugulaire droite; deux vésicatoires aux jambes.

Le 24. Parole plus difficile; pouls fort, fréquent; la sensibilité des membres paralysés diminue.

Le 25 et le 26. A peu près même état; le ventre est tendu; le malade n'a pas été à la selle depuis son entrée, malgré tous les lavements purgatifs; 2 onces d'huile de ricin déterminent une évacuation abondante et le soulagent un peu.

Le 28. On place un séton à la nuque (frictions avec un liniment volatil cantharidé).

Le lendemain de l'application du séton, un érysipèle se manifesta au cou, aux oreilles, et menaçait de s'étendre sur tout le cuir chevelu; la fièvre était forte; la tête douloureuse; la paralysie à peu près la même. Le séton fut ôté; une saignée de 2 palettes fut pratiquée; des lavements de guimauve et des sinapismes aux pieds furent donnés, et, dès le cinquième jour, l'érysipèle était entièrement dissipé, et l'état du malade à peu près le même qu'auparavant. Le séton fut replacé, et bientôt on obtint une amélioration sensible.

Vers la fin du mois de janvier, le membre inférieur exécutait presque tous ses mouvements; les doigts remuaient un peu. Quelques bains sulfureux furent donnés pendant les premiers jours de février; des frictions et quelques lavements relâchants, joints à des boissons rafraîchissantes et une nourriture peu abondante, furent les seules prescriptions pendant tout le mois. Pendant ce temps-là, le mieux continua; le bras exécuta peu à peu quelques mouvements, et la résolution était presque complète lorsque le malade sortit, le 24 février 1828.

Dans cette observation, nous voyons deux points importants à considérer : d'abord, si l'on suppose qu'il a existé une hémorrhagie cérébrale, il faut reconnaître que la guérison a été très-prompte, et si prompte même, que je suis porté à croire qu'il n'y avait point de foyer apoplectique; mais, si l'on n'admet point d'épanchement sanguin, on est obligé de voir un nouvel exemple de symptômes parfaitement identiques à ceux de l'apoplexie sans lésion organique.

Secondement, nous voyons dans la première période de la maladie le traitement antiphlogistique mis en usage, et cependant les symptômes augmenter; tandis que, plus tard, les révulsifs donnèrent promptement lieu à la cessation de la paralysie. Je pourrais rapporter un grand nombre de faits à l'appui de cette opinion; qu'il me suffise de la faire remarquer en passant; depuis longtemps elle est professée par M. Lerminier, et me paraît incontestable.

OBSERVATION III.

Rhumatisme articulaire aigu avec épanchement. — Inflammation du périoste. — Séparation et carie des épiphyses. — Complication de phlébite par suite de l'absorption du pus et de symptômes ataxiques.

Cette observation a été prise à l'hôpital des Enfants-Malades dans le service de M. Guersent, par M. Papavoine son interne, et publiée par lui dans le n° 64 (29 décembre 1829) du *Journal hebdomadaire de médecine.* Nous croyons intéressant de publier les réflexions de l'auteur pour faire voir les causes qu'il assigne à la production de l'ischémie cérébrale, et l'état de la science à cette époque. — Pour les détails nous renvoyons à la source où nous avons puisé.

Réflexions. On observa des symptômes ataxiques à dater du onzième jour : ces symptômes augmentèrent chaque jour en gravité, au point qu'ils finirent par attirer l'attention et faire craindre une complication du côté du cerveau. Un vésicatoire fut appliqué à la nuque, sous son influence le délire fut porté au plus haut degré et il ne finit qu'avec la vie. Ce moyen thérapeutique échoua comme les autres. A l'ouverture du cadavre nous trouvâmes une lésion sur laquelle nous ne nous arrêterons pas : c'est cette fermeté du cerveau, cette pâleur de la substance grise dont la *nature est si peu connue;* lésion que l'on rencontre presque toutes les fois que la douleur est extrême, le délire violent, la mort prompte, comme si la déperdition nerveuse rapide qui a lieu dans ces circonstances enlevait au cerveau quelque chose de sa mollesse et de sa coloration naturelles.

Les diverses collections purulentes formées dans les articulations, l'épanchement pleurétique, suffisent pour expliquer la continuité du délire; mais la veille de l'application du vésicatoire ce délire avait déjà beaucoup augmenté. Ne serait-ce pas à cette époque que se développa la phlébite par suite de l'absorption du pus? Ne serait-ce pas cette phlébite qui aurait réagi sur les centres de l'innervation? Ou bien l'exaspération du délire a-t-elle été produite par l'absorption même du pus qui, mêlé au sang, aurait porté sur le cerveau un mode d'excitation inaccoutumé?

OBSERVATION IV.

(Due à M. le Dr Vulpian.)

Hémiplégie complète. — Rien à l'autopsie. — Artères de la base peu athéromateuses.

G... (Catherine), 76 ans. Entrée à la Salpêtrière le 1er avril 1852, morte le 4 février 1866, salle Saint-Jean, n° 5, service de M. le Dr Vulpian.

Réglée pour la première fois à 15 ans. Cette femme a cessé de voir à 45 ans. Elle a eu dix-sept enfants, le premier à 25 et le dernier à 45 ans.

Il y a un an elle a été atteinte de pneumonie. Depuis deux ou trois mois douleur dans la région précordiale et battements de cœur. Toux sans expectoration. Prolongement du premier temps.

Bouche mauvaise et perte d'appétit.

Ancien rhumatisme chronique primitif survenu à 56 ans avec légère déformation des articulations des doigts et n'ayant pas fait de progrès depuis.

Rien dans l'urine.

Sort guérie le 28 février 1863.

Elle rentre le 9 mai, salle Saint-Thomas, n° 4, pour un fort rhume et pour des douleurs dans la région épigastrique qui est sensible à la pression. La malade n'a pas d'appétit et va difficilement à la selle. Elle offre ces symptômes depuis huit jours environ et en outre elle tousse.

Rien à la percussion des poumons, à l'auscultation quelques rales de bronchite en arrière.

Pas de bruits anormaux du cœur, cependant parfois irrégularité de ces bruits.

27 mai. La malade a un acné rosacea très-prononcée des deux joues. On lui fait des onctions avec la pommade à l'iodure de chlorure mercureux.

Elle rentre le 14 octobre, salle Saint-Vincent, n° 10.

Hier la malade a été prise d'un mal de tête très-violent, elle ne voyait pas. Elle a en outre perdu l'appétit, et les aliments passent difficilement, dit-elle. Elle éprouve une sensation douloureuse au niveau de la région épigastrique, on n'y trouve aucune tumeur par la palpation.

Rien à l'auscultation ni à la percussion.

Battements du cœur réguliers et normaux.

Sort améliorée le 29 octobre.

Rentre le 5 décembre pour un nouvel accès de bronchite. Amélioration rapide. Léger précipité dans l'urine par la chaleur et l'acide azotique.

Sort en bon état le 24 décembre.

Le 2 janvier 1865, rentre salle Saint-Jean, n° 18, pour un nouvel accès de bronchite avec embarras gastrique.

Crachats visqueux et coulants.

Quantité notable d'albumine dans les urines par la chaleur et l'acide azotique.

Sort en bon état le 21 janvier.

Le 1er novembre cette femme rentre salle Saint-Mathieu, n° 19.

Elle a eu dans son dortoir une espèce d'étourdissement, elle est tombée et a perdu connaissance. Elle se plaint d'étouffements. A son entrée, pas d'état organopathique appréciable.

Pas de paralysie, elle se sert également des deux mains.

Les bruits du cœur sont peu nets. Pas de souffle.

Urines très-chargées, s'éclaircissant par la chaleur. Pas d'albuminurie.

Le 3. Démence sénile. Incohérence dans les idées. Agitation. Pas de fièvre.

Le 4. Continue à avoir beaucoup d'agitation. Délire. On est obligé de l'attacher. Rien d'appréciable dans les poumons. Pas de fièvre.

Potion au musc. Opium le soir.

Le 5. Délire très-grand et continu. Pas de fièvre. Grande agitation. Divagation complète. L'état n'est pas changé. Elle a vomi hier deux ou trois fois dans la soirée et dans la nuit.

15 sangsues derrière les oreilles. Potion au musc.

Le 6. Le matin le délire a un peu cessé et le soir la malade est revenue à son état normal.

Les urines sont très-chargées de sels, elles s'éclairçissent par la chaleur, mais elles redeviennent chargées par l'acide azotique. On ne trouve ni albumine ni sucre.

10 février. Le matin à la visite voici ce que nous apprenons:

Hier dans la journée l'état de cette femme paraissait un peu modifié; elle ne voulait pas manger, la fille de service la trouvait singulière, la malade disait qu'elle ne voyait plus clair et elle ne pouvait tenir sa tasse avec la main droite; cette nuit vers une heure du matin la veilleuse la trouve marchant dans la salle sans savoir ce qu'elle faisait; elle la fait recoucher et un moment après elle s'aperçoit qu'elle a perdu connaissance, qu'elle a laissé aller ses matières fécales sous elle; les yeux auraient été tournés (parait-il). A partir de ce moment, plus de parole, la perte de connaissance a continué jusqu'à ce matin et on la trouve dans l'état suivant :

Décubitus dorsal, perte de connaissance, sorte de coma sans stertor, paupières fermées, un peu de strabisme, l'œil gauche tourné en dehors; paralysie absolument complète du membre supérieur gauche avec résolution, le bras soulevé retombe comme une masse inerte, la sensibilité est diminuée, mais conservée; la jambe gauche est paralysée complétement aussi, la sensibilité y semble plus diminuée que dans le membre supérieur; on n'obtient des mouvements réflexes par le chatouillement du pied qu'en insistant pendant longtemps; la sensibilité des deux membres du côté droit est diminuée aussi, quoiqu'à un moindre degré.

A la face pas de déviation bien appréciable. Pas de rotation de la tête. Pas de vomissements.

11 février. A la visite les deux membres supérieurs sont soulevés, ils tombent comme une masse inerte; insensibilité complète; état comateux; râle trachéal.

Morte à dix heures du matin.

Autopsie faite le 12 février 1866.

CAVITÉ CRANIENNE. Pas de lésion des os du crâne, ni de la dure-mère.

Poids de l'encéphale avec membranes 1110 grammes.
— sans membranes 1050 —

Artères de la base peu athéromateuses.

Légère atrophie du nerf optique droit qui paraît plus petit d'un tiers quand on le compare au gauche qui lui-même ne paraît pas avoir le volume normal; ces deux nerfs ont une teinte grise. Les bandelettes optiques ont leur aspect normal. Tous les autres nerfs paraissent sains, même les nerfs olfactifs. Pas de lésion appréciable de la superficie de l'encéphale, ni de l'isthme, ni des parties superficielles. Rien dans les parties profondes.

CAVITÉ THORACIQUE. *Cœur :* ne présente aucune lésion; pas de caillots dans les appendices.

Aorte. Quelques athéromes dans l'aorte thoracique et dans l'aorte abdominale.

Poumons. A gauche, le sommet est très-adhérent; à droite, dans le lobe inférieur, pneumonie chronique.

Poids. Poumon droit 430 grammes.
— gauche 280 —

CAVITÉ ABDOMINALE. Foie sain. Poids, 470 grammes. Pas de calculs dans la vésicule.

Reins. Sains. Poids, 160 grammes.

Rate. Capsule offrant une plaque blanche très-épaisse. Poids, 90 grammes.

Utérus et annexes. Sains.

OBSERVATIOV V.

(Due à M. le Dr Vulpian.)

Affaissement physique depuis longtemps. — Gâteuse. — Mort prompte à la suite d'une attaque apoplectiforme. — Ni hémorrhagie ni ramollissement. — État lacunaire très-prononcé des corps striés et des couches optiques.

A..... (Denise), âgée de 73 ans. Entrée à la Salpêtrière le 10 juin 1861. Morte le 22 février 1862, salle Saint-Jean, n° 4, service de M. le Dr Vulpian.

Cette femme a été reçue à l'infirmerie le 21 février 1862 après la visite du soir. Depuis son entrée à la Salpêtrière elle est toujours restée couchée. Elle était dans un état de très-grand affaissement physique. Elle paraissait ne pouvoir se servir que de sa main droite. Elle était rangée comme gâteuse, mais il est impossible de savoir si elle était gâteuse par incontinence des matières fécales et de l'urine, ou si, comme bien d'autres infirmes de la Salpêtrière, elle gâtait par suite de soins insuffisants de la part des filles de service.

Il a été impossible d'avoir d'autres renseignements sur son compte.

Elle vient d'avoir une attaque apoplectiforme, et elle meurt le 22 février vers neuf heures du matin.

La sous-surveillante a remarqué qu'elle avait des convulsions des bras, comme dans une attaque d'épilepsie; de plus, il y avait une grande quantité d'écume qui sortait par sa bouche.

Autopsie faite le 23 à dix heures du matin.

Cavité cranienne. A la surface du côté droit du crâne, au niveau de la partie supéro-externe du frontal, dépression superficielle de l'os dans un diamètre de 6 à 7 centimètres, à contour irrégulier et à surface inégale, mais inégalités mousses. A ce niveau, le cuir chevelu présente une large cicatrice. Il y a eu là évidemment exfoliation superficielle du crâne, probablement guérie depuis longtemps et sans qu'on puisse en soupçonner la cause. (Il n'y a aucune autre affection des os, du périoste sur les autres points du corps.) Le crâne est plus épais dans toute son étendue que dans l'état normal. A la surface intérieure, il n'y a aucune trace de la lésion extérieure.

Dure-mère complétement saine; pas de néo-membranes. Il y a une grande quantité de fluide d'aspect séreux au-dessous de l'arachnoïde viscérale et dans les mailles de la pie-mère, à la convexité des hémisphères cérébraux. Il en résulte que les diverses circonvolutions sont très-écartées les unes des autres, et que la pie-mère se sépare des circonvolutions avec une facilité tout à fait remarquable. La surface des circonvolutions offre, il semble, une teinte blanchâtre plus marquée que dans l'état normal. Le fluide d'aspect séreux était d'ailleurs transparent.

Les *artères de la base* du cerveau, surtout les carotides, sont très-altérées. Leurs parois sont le siége de dépôts athéromateux et calcaires qui en occupent toute la circonférence. Les artères vertébrales sont aussi fortement athéromateuses. La gauche a son calibre bien diminué par l'épaisseur du dépôt dans un point. Les artères communicantes postérieures sont presque filiformes, la gauche près des cérébrales postérieures semble même imperméable. (Le calibre des communicantes est très-variable à l'état normal.) Ces communicantes ne sont point athéromateuses.

J'ai examiné dans plusieurs points du cerveau, surtout près des parties altérées dont je vais parler, les petits vaisseaux à l'aide du microscope, et il y en avait très-peu qui fussent réellement athéromateuses : cependant j'en ai vu plusieurs qui l'étaient.

Coupes du côté droit. Les parties du cerveau qui recouvrent le ventricule latéral sont saines. Aucune trace d'hémorrhagie ou de ramollissement. Consistance normale, ferme, comme d'ailleurs sur les autres points du cerveau. Dans le corps strié et la couche optique on trouve plusieurs petites lacunes dont les parois ont une teinte jaunâtre et dont les plus spacieuses sont revêtues d'une membrane peu résistante et plus ou moins vascularisée. Les unes, parmi ces pertes de substance, sont très-petites, contiendraient une graine de millet; les autres contiendraient une graine de chenevis. Il n'y a pas la moindre hémorrhagie.

Coupes du côté gauche. Du côté gauche, on trouve dans le corps strié et la couche optique des altérations du même genre, mais beaucoup plus prononcées. Lacunes plus nombreuses, et dont quelques-unes sont plus spacieuses, contiendraient bien un petit pois. L'une d'elles a la forme d'une fente allongée et assez large. De ce côté, dans la partie du cerveau qui est au-dessous du corps strié et de la couche optique (lobe moyen), la substance blanche, dans les points les plus rapprochés du corps strié, offre aussi quelques lacunes du même genre. Outre ces lacunes, on voit sur les coupes de la couche optique et du corps strié en deux ou trois points, des places où la substance a pris une coloration jaunâtre, brunâtre toute spéciale, sans avoir cependant changé de consistance d'une façon appréciable.

Rien dans les tubercules quadrijumeaux. Une ou deux lacunes très-petites dans les pédoncules cérébraux. Les coupes de la protubérance y révèlent aussi l'existence de plusieurs lacunes offrant les mêmes caractères, mais une petite capacité. En un point on trouve un petit caillot qui n'a guère plus de 1 à 2 millimètres de diamètre : ce caillot est presque sur la ligne médiane, plutôt du côté droit.

Rien de notable dans le bulbe, si ce n'est une coloration brunâtre de la pie-mère au-dessous des olives, coloration qui me paraît décidément presque normale chez les vieillards, car je l'ai déjà remarquée sur plusieurs sujets âgés.

En résumé, il y a un grand nombre de lacunes dans les couches optiques, les corps striés et la protubérance; cette altération est surtout très-prononcée du côté droit, où ces lacunes réunies par la pensée constituent en définitive une perte notable de la substance. Outre ces lacunes et de ce même côté droit, il y a des parties du corps strié et de la couche optique qui ont subi un changement d'aspect et de coloration.

L'examen microscopique démontre :

1° Qu'il y a bien sur les parois de certaines de ces lacunes une membrane parcourue par des vaisseaux.

2° Qu'il y a un liquide d'aspect séreux dans ces lacunes ; quelques-unes ne paraissent pas entièrement achevées et sont comme cavernuleuses.

3° Qu'en dehors de la membrane limitante, ou dans la partie la plus superficielle de la paroi lorsqu'il n'y a pas de membrane, il y a une quantité considérable de globules graisseux libres, mais surtout de corpuscules très-granuleux qui sont en certains points en si grande abondance, que les préparations sont noires. Ces corps granuleux sont de diverses dimensions (2 à 3 cent. de mill.?).

4° Que les points où le tissu nerveux offre cette nuance spéciale qui a appelé notre attention, ce tissu est parsemé d'une multitude innombrable de ces corps granuleux, sans qu'il y ait dans ces points ni une vascularisation anormale, ni un état athéromateux notable des vaisseaux. Il est certain que ce sont des parties où le tissu nerveux aurait plus tard disparu, et c'est bien ainsi par une production de corps granuleux, par une résorption du tissu ainsi envahi, que ces lacunes se forment. (Mais pourquoi ce développement de corps granuleux ?)

Les ventricules étaient distendus par une assez grande quantité de liquide céphalo-rachidien, et cette distribution se voyait bien par l'écartement des parois du troisième ventricule. Pas de commissure grise (aucun indice de déchirement). Glande pinéale grosse infiltrée de liquide au point d'être un peu demi-transparente. Elle contient d'assez nombreuses concrétions calcaires, jaunâtres, demi-transparentes, de volume très-inégal, les plus grosses comme une graine de millet.

Plusieurs de ces granulations sont extérieures et adhérentes aux reins. Rien dans les plexus choroïdes.

Cervelet. Absolument sain. Corps rhomboïdal réduit à un volume très-exigu, pas un demi-centimètre de diamètre.

Cavité thoracique. — *Poumons* sains. *Cœur* sain. Valvules suffisantes. Celles du cœur droit sont normales ; celles du cœur gauche sont un peu épaissies et contiennent des plaques athéromateuses. Deux des valvules sigmoïdes, un peu au-dessous du point où siége le nodule d'Arantius, présentent comme une excroissance fibreuse, en forme de petit condylome. On n'a vu ces saillies qu'après avoir ouvert le vaisseau ; on ne sait par conséquent si ces deux saillies par leur extrémité un peu effilée ne se joignaient point.

Aorte. Nombreuses plaques athéromateuses non ulcérées sous la membrane interne. Ces plaques sont plus épaisses et plus résistantes ; il y a même des plaques calcifiées dans les iliaques et les artères qui naissent de l'aorte abdominale.

Les nerfs et ganglions cardiaques, situés entre l'aorte et l'artère pulmonaire, ont été examinés ; ils ont à l'œil nu l'aspect tout à fait sain.

Cavité abdominale. — *Foie* sain ; lobe gauche très-aplati et ne tenant plus au lobe droit que par une lame très-mince de tissu hépatique.

Rate. Volume normal ; un peu ramollie. Deux ou trois petits dépôts dits *fibrineux*. Deux ou trois artères sont très-athéromateuses jusque dans l'intérieur même de l'organe.

Reins. Augmentés de volume. La substance corticale paraît un peu graisseuse (pas d'examen microscopique). Une artère très-athéromateuse dans le hile d'un des reins. Bassinets et calices injectés. Pas de dépôts fibrineux.

OBSERVATION VI.

(Due à M. le Dr Vulpiau.)

Accidents cérébraux. — Simple état athéromateux des artères de la base du cerveau. — Hypertrophie du cœur. — Anasarque. — Hydrothorax. — Albuminurie ultime.

T.... (Jeanne), âgée de 73 ans, entrée à la Salpêtrière le 27 mars 1863, morte le 30 juillet 1863, salle Saint-Vincent, n° 11, service de M. le Dr Vulpian.

Première apparition des règles à 18 ans, la dernière à 42. Deux enfants. Pas d'affections antérieures, excepté une fièvre à accès quotidien pendant dix-huit mois, qui est guérie depuis un an.

Il y a sept mois que la jambe gauche a commencé à devenir plus faible, et la parole est devenue embarrassée. En même temps des douleurs dans le côté droit de la tête. Depuis cette époque la malade trouve que sa mémoire s'est affaiblie, qu'elle a de la difficulté à assembler ses idées, mais elle n'a jamais eu aucun étourdissement.

Cette femme est entrée hier, 6 mai, à l'infirmerie, pour un étourdissement qu'elle a eu dans son dortoir.

Elle a de l'embarras de la parole; elle ne répond pas toujours à ce qu'on lui demande; elle ne sait point son âge; tantôt elle se dit âgée de 62, ou bien de 74 ans. Il semble parfois qu'elle ne peut trouver les paroles qu'elle cherche.

La malade peut se tenir pendant peu de temps debout et sans soutien; elle peut faire quelques pas, mais mal assurés.

Le membre inférieur gauche est plus faible que le droit; la malade se traîne un peu et se jette un peu en dehors en marchant.

La malade ne trouve pas son bras gauche plus faible que le droit; elle serre également des deux mains.

État de la sensibilité. Le membre supérieur gauche ne sent pas le contact; la sensibilité à la douleur est très-diminuée.

Quant à la sensibilité à la température, elle ne paraît pas bien marquée, ni d'un côté ni de l'autre.

La sensibilité des membres inférieurs ne paraît pas altérée. Elle se plaint d'une douleur à la fesse gauche.

Depuis trois ou quatre jours la malade souffre de la tête (douleur frontale). La difficulté de la parole a augmenté.

Langue blanche. Pas d'appétit.

Battements du cœur irréguliers, sans bruits anormaux.

Rien dans les urines, ni par la chaleur, ni par l'acide azotique.

7 mai. Ce matin la parole est moins embarrassée; la sensibilité a reparu dans la peau du bras gauche. Mémoire encore faible. Le soir il y a encore progrès. Souvenirs plus précis, parole plus nette.

Le 8. La parole est encore un peu plus facile. Sensibilité plus vive au bras. La malade a encore mal à la tête.

Le 13. L'embarras de la parole a presque entièrement disparu.

Le 18, la malade sort guérie.

Elle rentre le 24 juillet. Depuis huit jours la malade a les jambes enflées; elle croit que cet accident lui est arrivé par suite de son séjour dans la cave où on épluche les légumes. Le ventre est développé, mais il y a un peu de liquide. La malade est très-essoufflée.

Matité à la base de la poitrine, des deux côtés; égophonie surtout à droite.

Battements du cœur irréguliers, tumultueux, sans bruit de souffle.

Albumine en quantité considérable dans l'urine.

28 juillet. Grande quantité d'albumine.

Autopsie faite le 1er août.

Cavité crânienne. Poids de l'encéphale, 1275 grammes.

Beaucoup de sérosité dans les méninges.

Les artères de la base du cerveau sont fortement athéromateuses. Pas de néo-membranes sur la dure-mère. Aucune lésion superficielle du cerveau, ni de l'encéphale, dont toutes les parties ont été examinées avec soin; on n'y trouve ni ramollissement, ni hémorrhagie, ni lacunes.

Cavité thoracique. Les plèvres contiennent une grande quantité de sérosité. Les poumons sont affaissés, mous, encore crépitants.

Cœur. Beaucoup de sérosité dans le péricarde. Le cœur est très-volumineux (550 grammes après avoir été ouvert et débarrassé du sang qu'il contient). Les valvules auriculo-ventriculaires sont saines. Les valvules sigmoïdes sont suffisantes, mais elles sont un peu dures et épaissies.

Cavité abdominale. Beaucoup de sérosité dans le péritoine. Adhérences anciennes de l'épiploon et du péritoine pariétal.

Foie. Sain, non congestionné. Pas de calculs dans la vésicule.

Reins. Volumineux, durs, très-congestionnés; mais la décortication se fait facilement.

Rate. Volumineuse et très-dure.

Aorte. Très-peu athéromateuse.

Annexes et utérus. Sains. Le col n'est pas oblitéré.

OBSERVATION VII.

(Due à M. le Dr Vulpian.)

Accidents cérébraux. — État athéromateux très-prononcé des artères cérébrales. — Rétension du chyle dans les extrémités intestinales des chylifères. — Phlébolithes.

L.... (Élisabeth), âgée de 66 ans, entrée à la Salpêtrière le 16 juin 1862 (motif d'admission : lésion cérébrale), morte le 12 octobre 1862, salle Saint-Denis, n° 9, service de M. le Dr Vulpian.

Cette femme entre, le 20 août 1862, à l'infirmerie, pour un embarras gastrique. Elle est constipée depuis trois jours. Elle nous dit qu'elle est très-sujette aux étourdissements, aux pertes de connaissance.

Elle sort guérie le 6 septembre; mais elle rentre le 21 septembre, car hier, vers onze heures du matin, elle a eu une attaque épileptiforme (au dire de l'interne qui a reçu la malade). Cette femme n'a pas recouvré son intelligence; elle veut se lever, on est obligé de lui mettre les planches. L'infirmière l'a trouvée hier assise sur son lit; lorsqu'on cherche à la mettre debout, elle s'affaisse aussitot.

Ce matin, hébétude complète, réponses inintelligentes, ou du moins très-incomplètes; elle paraît cependant comprendre les questions, car elle tire la langue quand on le lui demande.

État de la sensibilité et du mouvement. Le bras droit a l'air plus difficile à mouvoir; elle se serre plus faiblement de la main droite, mais la main gauche serre faiblement aussi. Pas de déviation appréciable de la face. Pas de strabisme. Pupilles inégales. Pas de paralysie des paupières. Peut tourner la tête des deux côtés. Elle peut tirer la langue hors de la bouche qui n'est point déviée, ni la langue non plus, mais seulement un peu sèche à la partie médiane.

Battements cardiaques forts, un peu irréguliers. Prolongement du premier bruit. Pas de vrai bruit de souffle.

Le 23 septembre. Hier, après une application de sangsues derrière les oreilles, cette femme est tombée dans un état de prostration plus profonde qu'auparavant; elle paraissait ne plus comprendre et était constamment assoupie. Ce matin elle est encore dans cet état. Elle ne parle pas quand on l'interroge. Le bras droit soulevé retombe inerte. Lorsqu'on approche la main des yeux, ils se ferment aussitôt.

Traitement : Sinapismes, scammonée.

Le 24. Une selle à la suite de la purgation, aidée d'un lavement purgatif. Elle commence à parler depuis hier soir, mais elle n'a pas encore complétement recouvrée l'intelligence. Ce matin elle paraît revenue à son état antérieur; elle remue le membre supérieur droit très-facilement; elle serre avec sa main droite, mais un peu moins qu'avec sa gauche, et comprend bien les questions qu'on lui adresse, et y répond avec justesse.

Le 25. Même état qu'hier. Pas de garde-robes. -- Une pilule d'huile de croton.

Le 28. Deux selles copieuses.

Le 30. Hier, vers midi, la malade est retombée dans la prostration, sans attaque et sans perte de connaissance. Ce matin elle parle lentement, mais clairement. Elle a grand'peine à émettre les sons. Elle dit qu'elle a mal à la tête, surtout au niveau du front. Elle serre à peine plus faiblement de la main droite que de la main gauche.

Traitement : Lavement purgatif.

Le 1er octobre. Hier, deux selles à la suite du lavement purgatif. La parole est beaucoup plus libre.

L'amélioration continue les jours suivants.

Le 10. Hier, dans l'après-midi, notre malade a été prise d'étourdissements, d'un malaise considérable, de pâleur de la face, de tendances aux lipothymies.

Les jours suivants, amélioration. On commence à la lever, elle marche, en se soutenant au bras d'une autre personne; mais, en marchant, la tête est toujours étourdie.

Traitement : Pilules d'aloès jusqu'à diarrhée modérée.

Vers le 12 octobre, il se manifeste une aggravation prononcée : la malade est affaissée, ne se lève plus, cependant parle assez bien, quoique lentement.

Elle meurt dans la nuit du 17 au 18 octobre.

Autopsie faite le 19 octobre, dix heures du matin.

Cavité crânienne. Aucune lésion de la dure-mère. Artères basilaires et ses branches; artères cérébrales moyennes à parois extrêmement athéromateuses. Plaques athéromateuses irrégulières, très-épaisses et devant sans nul doute obturer une grande partie du calibre des artères en plusieurs points (obturation incomplète par conséquent). On a coupé l'encéphale dans différents sens, avec le plus grand soin, et l'on n'a pas trouvé la moindre lésion ni dans les hémisphères proprement dits, ni dans les couches optiques et corps striés, ni dans les pédoncules cérébraux, dans la protubérance, le bulbe et le cervelet. Pas de dilatation des ventricules.

Les accidents cérébraux observés pendant la vie ont donc été probablement dus seulement aux embarras de la circulation cérébrale causés par l'état des artères, et augmentant par moments.

Cavité thoracique. — *Cœur et poumons.* Sains. Toutefois, au sommet de ceux-ci, il y a quelques tubercules à l'état crétacé, et quelques granulations tuberculeuses encore à l'état gris.

Le péricarde pariétal renferme une petite tumeur de la grosseur d'une noisette ; mais il est probable que ce soit simplement un phlébolithe (c'est calcifié, d'ailleurs, et non ossifié).

Cavité abdominale. — *Foie.* Muscade.

Reins. Plusieurs petits kystes urineux dans un point de la surface, point où le tissu est atrophié et où il y a une dépression atrophique.

Sur un assez grand nombre de points de la surface de l'intestin grêle on aperçoit de petites taches blanchâtres irrégulières, ne faisant point saillie à l'extérieur. En ouvrant l'intestin, on reconnaît que ces tâches sont à une certaine distance au-dessous de la membrane muqueuse, pour ainsi dire plus rapprochées de la surface externe que de la surface interne. L'incision de la paroi pénétrant jusqu'à ces taches, on voit sourdre immédiatement un liquide blanchâtre se répandant sur les lèvres de l'incision, en même temps que la tache disparaît. Ces taches sont évidemment formées par du liquide chyleux retenu. Je n'assistais point à l'autopsie, de telle sorte que je n'ai pu voir l'état des ganglions mésentériques. Au microscope le liquide est transparent, tenant en suspension d'innombrables granulations extrêmement fines, moléculaires, le tout ayant par la lumière transmise une teinte un peu bistre. Outre ces granulations il y a quelques éléments (globules lymphatiques) fléchis.

Phlébolithes dans les veines des ligaments larges (noyau

de fibrine flétrie, colorée par de l'hématosine et contenant de nombreuses granulations de pigment noir qui disparaît immédiatement sous l'influence de l'acide chlorhydrique à froid); ce noyau est entouré de couches concentriques calcifiées, l'enveloppe tout à fait extérieure (fibreuse?) n'est pas envahie par la calcification.

Tumeur analogue (phlébolithe) dans les parois de l'intestin grêle vers le milieu de la longueur (grosseur d'un pois).

OBSERVATION VIII.

Les observations 8, 9 et 10 sont prises dans le mémoire de MM. Prévost et Cotard.

Convulsions epileptiformes. — Mort subite. — Athéromes ulcérés dans la crosse aortique — Ancien ramollissement cérébral — (Observation due à M. Vulpian.)

L..., (Marie-Louise), 63 ans, morte le 16 mai 1863, salle Saint-Denis, n° 9, service de M. le Dr Vulpian.

Cette malade qui avait eu anciennement des rhumatismes. est entrée plusieurs fois à l'infirmerie pour des accidents cardiaques. Dans les derniers temps on pouvait constater un double bruit de souffle à la base du cœur, qui a augmenté progressivement d'intensité jusqu'à la mort.

Depuis le 6 mai 1863 quelques troubles de l'intelligence; à deux reprises, délire.

Le 16 mai la malade est prise d'une attaque épileptiforme et meurt subitement, elle n'avait jamais présenté de paralysie.

Autopsie. Cavité crânienne. Aucune lésion du crâne, ni de la dure-mère.

Artères cérébrales. L'oblitération a été recherchée avec soin jusque dans les fines ramifications de ces artères, et n'a pas été trouvée, non plus que des corps granuleux ni des paillettes de cholestérine dans les capillaires.

Cerveau. Sur la face externe du lobe pariétal gauche, foyer de ramollissement du volume d'une noix, brun jaunâtre à la surface et blanc dans la profondeur. Ce ramollissement contient un grand nombre de corps granuleux, on retrouve de plus de l'hématosine dans la partie jaunâtre superficielle.

Cavité thoracique. *Cœur.* Néo-membranes et sérosité sanguinolente dans le péricarde. Hypertrophie du ventricule gauche. Rétrécissement et insuffisance peu prononcées de l'orifice aortique; valvules athéromateuses racornies. Pas d'ulcérations ni de végétations fibrineuses sur ces valvules.

Aorte. Très-athéromateuse, calcifiée à son origine, ulcérations athéromateuses dans sa partie ascendante; boue athéromateuse à nu dans laquelle on reconnaît à l'œil nu des paillettes chatoyantes de cholestérine.

Rétrécissement très-considérable des artères du cou, à leur origine dans l'aorte par épaississement athéromateux.

La partie inférieure de l'aorte thoracique est presque saine; des abcès athéromateux et des plaques existent dans l'aorte abdominale.

Du *sang* pris dans les deux artères fémorales a présenté un grand nombre de granulations graisseuses, de gouttelettes huileuses, des corps granuleux et quelques plaques de cholestérine.

Rien de particulier à noter dans les autres organes, pas d'infarctus.

OBSERVATION IX.

Troubles vagues. — Affaiblissement de l'intelligence et de la motilité. — Un peu d'hémiplégie droite. — Ramollissement de l'hémisphère gauche. — Lacunes nombreuses. — État athéromateux des artères (Obs. due à M. le Dr Vulpian.)

P... (Marie-Victoire), 66 ans, meurt le 28 février 1864, salle Saint-Philippe, n° 20, infirmerie de la Salpêtrière, service de M. le Dr Vulpian.

Cette femme a eu de fréquents étourdissements; elle entre plusieurs fois à l'infirmerie présentant des troubles assez vagues de l'intelligence et de la motilité. De temps en temps elle devient gâteuse, ne parle que fort imparfaitement. Dans l'intervalle de ses séjours à l'infirmerie, elle marche assez difficilement en se soutenant avec un bâton. On constate un faible degré de paralysie du côté droit, la bouche est un peu déviée à gauche.

Lors de sa dernière entrée à l'infirmerie (19 février 1864), son état s'était aggravé, elle ne parlait plus; l'intelligence était presque nulle, elle comprenait à peine ce qu'on lui disait, elle était gâteuse; la paralysie du côté droit existait toujours à un certain degré, après avoir présenté des alternatives d'amélioration et d'aggravation, il y avait de l'œdème des extrémités et quelques taches bulleuses de gangrène sur les membres inférieurs. Cet état s'aggrave encore, la respiration devient stertoreuse; les extrémités retombent inertes quand on les soulève, elles se refroidissent et la malade succombe le 28 février.

Autopsie.. CAVITÉ CRANIENNE. *Artères de la base* athéromateuses; le calibre de l'artère sylvienne gauche est très-rétréci par des dépôts athéromateux. Une des branches a son calibre réduit environ à la moitié du calibre normal.

Du côté droit, l'état des artères est à peu près le même, mais l'artère sylvienne est moins rétrécie.

Cerveau. Ramollissement superficiel des circonvolutions occipitales gauches le long de la scissure interhémisphérique, et des circonvolutions inférieures du lobe sphénoïdal gauche, dont la pie-mère ne peut se détacher sans y produire des érosions; la couleur de ces parties est jaune terreuse. Plusieurs de ces circonvolutions sont détruites dans toute leur épaisseur, et remplacées par un tissu cellulaire lâche, affaissé, et infiltré de liquide séreux.

Profondément le ramollissement atteint presque la paroi supérieure du ventricule latéral, mais dans les parties profondes la substance cérébrale est conservée, bien que raréfiée.

Dans ces parties, nombreux corps granuleux; capillaires légèrement athéromateux; quelques corps amyloïdes.

Corps strié gauche. Ramollissement peu marqué de la partie superficielle et externe de la tête. Plusieurs petites lacunes dans les noyaux gris.

Couche optique gauche. Quelques lacunes.

Corps strié et couche optique droite. Quelques lacunes.

Protubérance. Deux petites lacunes, une de chaque côté de la ligne médiane antéro-postérieure.

Rien dans les autres parties de l'encéphale.

Cavité thoracique. *Poumons.* Emphysémateux, congestionnés.

Cœur. Sain.

Cavité abdominale. *Foie.* Sain.

Rate. Noyau d'infarctus (?).

Eschare du sacrum pénétrant jusqu'aux os.

OBSERVATION X.

Attaque apoplectique (Mort en huit jours). — Hémiplégie mal définie. — Plusieurs lacunes et plusieurs foyers de ramollissement dans diverses parties de l'encéphale. — Artères de la base très-athéromateuses. (Obs. due à M. le Dr Vulpian.

T... (Rose), 73 ans, entre le 29 mars 1864 à l'infirmerie de la Salpêtrière, salle Saint-Jean, n° 2, service de M. le Dr Vulpian.

D'après ce qu'apprennent les parents de la malade, elle aurait eu, en 1863, une attaque apoplectiforme avec hémiplégie droite, à la suite de laquelle elle aurait conservé un peu d'affaiblissement du côté droit et d'embarras de la parole; elle marchait cependant encore le 28 mars.

Le 29 mars attaque apoplectique, demi-coma. Le côté droit est plus faible que le gauche, commissure labiale tirée à gauche, sensibilité obtuse.

4 avril. Résolution complète; respiration stertoreuse.

Le 6. Mort.

Autopsie. Cavité crânienne. Pas de néo-membranes de la dure-mère.

Artères de la base très-fortement athéromateuses, jusque

dans les petites branches, le calibre en est considérablement diminué dans plusieurs points. Pas de caillots anciens.

Encéphale. Plusieurs petits foyers de ramollissement, les uns récents, les autres plus anciens, dans les noyaux blancs des deux hémisphères. Plusieurs lacunes dans les corps striés. Dans le corps strié droit, foyer de ramollissement récent, rougeâtre, du volume d'une noisette.

Une petite lacune dans la couche optique gauche, rien dans la droite; la protubérance présente plusieurs lacunes de chaque côté de la ligne médiane.

Cavité thoracique. *Poumons.* Emphysème et congestion.

Cœur. Dépôts athéromateux légers dans l'épaisseur des valvules.

Pas de lésions viscérales.

FIN

A. Parent, imprimeur de la Faculté de Médecine, rue Mr-le-Prince, 31.

www.ingramcontent.com/pod-product-compliance
Ingram Content Group UK Ltd.
Pitfield, Milton Keynes, MK11 3LW, UK
UKHW020416230726
13925UKWH00004B/1458